617.477.6

# RECHERCHES SUR QUELQUES POINTS

# DE L'HISTOIRE CLINIQUE DU CANCROIDE

OU

## ÉPITHÉLIOME PAVIMENTEUX.

PAR

**Alfred HEURTAUX (de Nantes),**
Associé national de l'Académie de Médecine,
Correspondant de la *Société de Chirurgie*.



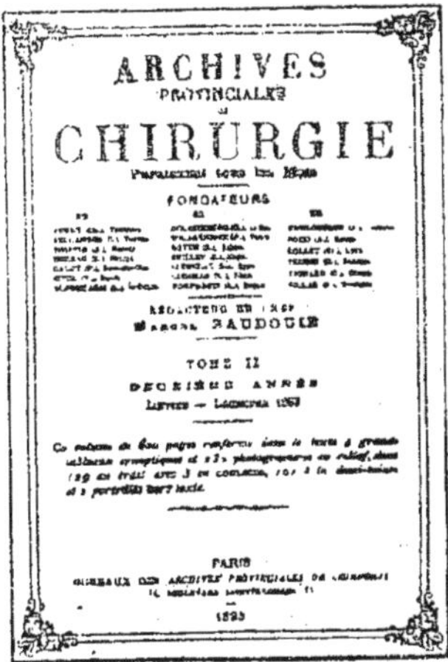

TIRÉ A PART DES *Archives Provinciales de Chirurgie*.

N° 2, FÉVRIER 1903.

**PARIS**
INSTITUT INTERNATIONAL DE BIBLIOGRAPHIE SCIENTIFIQUE
93, BOULEVARD SAINT-GERMAIN, VI

1903

# RECHERCHES SUR QUELQUES POINTS
# DE L'HISTOIRE CLINIQUE DU CANCROIDE
## OU
# ÉPITHÉLIOME PAVIMENTEUX.

### PAR

**Alfred HEURTAUX** (de Nantes),
Associé national de l'Académie de Médecine,
Correspondant de la *Société de Chirurgie*.

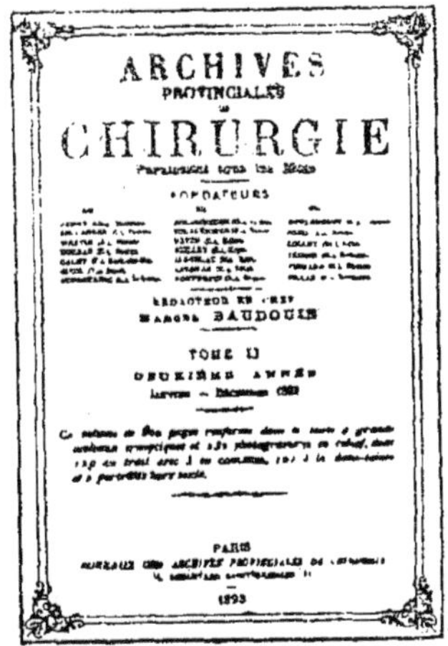

TIRÉ A PART DES *Archives Provinciales de Chirurgie*.

N° 2, FÉVRIER 1903.

PARIS
INSTITUT INTERNATIONAL DE BIBLIOGRAPHIE SCIENTIFIQUE
93, BOULEVARD SAINT-GERMAIN, VI

1903

617.477.6

# Recherches sur quelques points de l'histoire clinique du Cancroïde ou Epithéliome pavimenteux.

PAR

**Alfred HEURTAUX (de Nantes),**
Associé national de l'Académie de Médecine,
Correspondant de la *Société de Chirurgie*.

## I.

Le Cancroïde est un Epithéliome ; mais tous les épithéliomes ne sont pas des cancroïdes.

Cette dernière dénomination est particulièrement attribuée aux tumeurs épithéliales dues à la prolifération des épithéliums pavimenteux stratifiés, lesquels occupent la peau et certaines muqueuses.

Comme on l'a établi depuis longtemps déjà, l'épithéliome, envisagé d'une façon générale, comprend un groupe de tumeurs dont l'élément caractéristique est la cellule épithéliale. Mais quand on étudie les caractères anatomiques et cliniques des tumeurs qui constituent ce groupe si important, il est impossible d'y reconnaître l'unité absolue : on se trouve contraint d'établir des divisions.

De là est née la distinction du carcinome et de l'épithéliome, fondée sur les différences que l'anatomie pathologique et les tendances cliniques ont permis de constater. Ces différences sont assez tranchées pour qu'au début des recherches histologiques, beaucoup d'auteurs, et non des moindres, aient cru devoir établir une ligne de démarcation complète entre le vrai cancer, le carcinome qui, suivant eux, représentait une formation hétéromorphe, sans analogue dans les tissus normaux (par conséquent maligne), et l'épithéliome, affection bénigne, parce qu'il était constitué par des éléments normaux anormalement multipliés.

A cette période de différenciation à outrance, en a succédé une autre où l'on a dû reconnaître l'étroite parenté des deux variétés de ces tumeurs, l'unité de la cellule épithéliale. Mais n'a-t-on pas été un peu loin en mettant ces deux groupes presque sur le même plan ? Si l'on envisage les choses sans parti pris, il n'est pas impossible d'établir entre le carcinome et l'épithéliome (surtout celui que nous désignerons sous le nom de cancroïde) des différences qui avaient été déjà pour la plupart, au point de vue anatomique, bien spécifiées par Virchow.

Voyons d'abord les *caractères anatomiques*.

Le carcinome, examiné à l'œil nu, montre une coupe ayant tendance à s'excaver légèrement, d'aspect demi-transparent en certains points, jaunâtre en quelques autres, rappelant assez bien la section du tissu du navet. En comprimant la tumeur ou en passant à sa surface le tranchant du bistouri, on obtient un suc assez homogène, lactescent, miscible à l'eau (suc cancéreux de Cruveilhier). Une mince lamelle du tissu, étudiée au microscope, montre un stroma fibreux ou conjonctif, rarement muqueux, circonscrivant de petites cavités, des alvéoles *microscopiques*. Dans ces alvéoles sont contenues des cellules épithélioïdes, essentiellement polymorphes, fréquemment polynucléées, sans cohésion entre elles, en sorte qu'elles sont facilement chassées de leur cavité par le pinceau. Et c'est à cause de cette indépendance des cellules que le suc cancéreux présente le caractère d'une émulsion lactescente.

Le cancroïde, dit Virchow, a une coupe dont la surface est plane ou légèrement bombée ; on y voit le plus souvent, à l'œil nu, des grains blancs, perlés ; quand on comprime la tumeur, ou par le raclage, on en fait sortir de petits fragments blancs, vermicellés (vermiothes cancroïdes), qui sont évacués de petites cavités, d'alvéoles visibles à l'œil nu, et que, pour ce motif, Virchow appelle *macroscopiques*. Au microscope, la tumeur se montre composée d'un stroma constitué surtout par les tissus de la région, et non de formation nouvelle, et de cellules épithéliales se rapprochant beaucoup du type normal. Ces cellules adhèrent ensemble, offrant quelquefois beaucoup de cohésion ; et c'est pour ce motif que le suc du cancroïde est grumeleux et non lactescent comme celui du carcinome. Ajoutons que les cellules ont souvent tendance à subir l'évolution cornée, comme celles de l'épiderme, à s'imbriquer, à se grouper sous forme de lamelles appliquées les unes sur les autres, s'emboîtant comme les feuillets d'un oignon, et constituant les *globes épidermiques*.

Ces caractères anatomiques différentiels entre le cancroïde et le carcinome, présentés ainsi par Virchow d'une façon saisissante, ne sont cependant pas toujours rigoureusement exacts. On sait qu'il existe deux variétés principales de cancroïdes : l'un, l'épithéliome lobulé, où les cellules tendent à subir la transformation cornée ; l'autre, l'épithéliome tubulé, dont les cellules ne subissent pas cette évolution. Or, les vermiothes contenus dans les alvéoles macroscopiques se rencontrent bien, il est vrai, dans l'épithéliome lobulé, mais on ne les trouve pas dans l'épithéliome tubulé. C'est en particulier dans le cancroïde de la lèvre inférieure et dans celui de la langue que se voient surtout ces petites masses épidermiques.

*Au point de vue clinique*, la distinction entre le carcinome et le cancroïde est plus frappante.

Le carcinome a une tendance extraordinaire à infecter, non seulement les ganglions qui reçoivent les lymphatiques de la région malade, mais tous les organes, tous les tissus, de quelque nature qu'ils soient, et quelle que soit la distance qui les sépare de la région primitivement atteinte. En un mot, des germes empruntés à la première tumeur sont transportés au loin, à la faveur de la circulation sanguine, par pénétration dans les veines, et donnent lieu à une infection générale, à une généralisation souvent extraordinaire. L'indépendance des cellules dites cancéreuses, leur mobilité, est sans doute la cause de cette dissémination.

Rien de semblable dans le cancroïde. Celui-ci, dans certaines régions, comme le nez, les joues, le front, les paupières, peut souvent persister pendant de nombreuses années sans avoir aucun retentissement, même sur le système lymphatique. Et si, en d'autres points, comme les lèvres, la langue et le reste de la cavité buccale, il atteint souvent de bonne heure les glandes lymphatiques de la région ; s'il peut déterminer localement les désordres les plus graves et entraîner assez rapidement la mort, il reste en quelque sorte limité à son siège primitif ; jamais, pour ainsi dire, il ne porte au loin, dans les organes internes, des germes susceptibles de produire des tumeurs à distance, par infection ; en un mot, il ne se généralise pas. Pour ma part, comme je le dirai plus loin, j'ai observé 563 cas de cancroïdes sans un seul exemple de généralisation. Ce fait seul suffit pour établir une ligne de démarcation entre le cancroïde et le carcinome. C'est la constatation de cette immunité des viscères qui a fait dire à certains auteurs que l'épithéliome est une affection *localement maligne*. Le peu de tendance à la dissémination des cellules du cancroïde, à leur transport à distance, tient sans doute en grande partie à leur cohésion.

Cependant, il faut reconnaître l'existence de certains faits très exceptionnels, qui semblent établir une transition entre l'épitheliome et le carcinome.

1° Au point de vue anatomique, Brault, d'après Quénu, a cité l'exemple d'un cancroïde du front, riche en globes épidermiques dans sa partie superficielle, et qui prenait à sa face profonde l'aspect alvéolaire du carcinome. Quénu a vu un fait semblable dans un épithéliome de la langue enlevé par Bouilly.

2° Au point de vue clinique, on a mentionné quelques exemples de cancroïdes généralisés : des noyaux métastatiques d'épithéliome pavimenteux auraient été rencontrés dans le foie (Brault), les poumons (Bard), les plèvres, la rate (Babinski), les os, etc.

Ces faits exceptionnels ne peuvent nous étonner outre mesure : ne voit-on pas un fibrome passer au sarcome, un adénome bénin dégénérer en carcinome ? L'analogie des tissus explique fort bien cette transformation possible de l'épithéliome en carcinome, sans qu'il soit pour cela rigoureusement permis d'assimiler entièrement le cancroïde au carcinome. En tous cas, ils sont extrêmement rares.

Je n'ai pas l'intention de faire, dans cet article, une étude complète du cancroïde, mais de déterminer certaines conditions étiologiques, par exemple, celles qui sont relatives à l'âge, au sexe des sujets ; au siège occupé par le mal ; à l'influence de l'habitation, des traumatismes et des contacts irritants. J'établirai la valeur que peuvent avoir les faits invoqués en faveur de la contagion.

Je dirai également quelques mots de la curabilité de cette affection.

Mais je dois avant tout faire une remarque de terminologie. Beaucoup de bons auteurs, la plupart, pourrait-on dire, désignent les tumeurs épithéliales par le mot épithélioma. Pourquoi cette désinence? Sans doute parce que le premier auteur qui les a dénommées, Hannover, a intitulé son article : « *Das Epithelioma* », et les français ont intégralement conservé le mot en le faisant passer dans notre langue. Cependant, c'est aussi irrationnel que si, pour désigner les autres espèces de tumeurs, nous nous servions des mots chondroma, osteoma, etc... Il est donc bien entendu que nous appellerons épithéliomes toutes les tumeurs caractérisées par la présence des cellules épithéliales.

## II.

Le cancroïde, ou épithéliome pavimenteux, peut se montrer partout où existent des épithéliums pavimenteux stratifiés : la peau dans toute son étendue, certaines muqueuses comme le col utérin, la partie inférieure du rectum, la langue, la cavité buccale, l'isthme du gosier, l'œsophage, le larynx.

S'il se développe primitivement en certaines régions où, de prime abord, on serait surpris de le rencontrer, cela s'explique par la persistance de débris épithéliaux d'origine embryonnaire : dans les maxillaires, ce sont les débris épithéliaux paradentaires (Malassez) ; au cou, des restes épithéliaux provenant des fentes branchiales ; enfin, dans les kystes dermoïdes, dont la structure rappelle plus ou moins exactement celle de la peau, la genèse du cancroïde est facile à comprendre.

Mais la plupart des tissus où se développe le cancroïde sont en quelque sorte des organes complexes où l'on trouve : des papilles munies d'un épithélium dont la vitalité est grande, des glandes de nature variée, et même, dans la peau, des follicules pileux. Tous ces petits organes sont pourvus d'épithélium ; quels sont ceux où la dégénérescence épithéliale se montre de préférence ?

Chacun d'eux peut en être le point de départ ; ceci est incontestable et admis par tout le monde. Mais tous les auteurs ne sont pas d'accord sur le siège habituel de la lésion primordiale : les uns le placent à la surface du derme, dans le corps muqueux de Malpighi, au fond d'un espace interpapillaire (Thiersch) ; d'autres, dans les glandes sudoripares (Darier, Verneuil), ou bien dans les glandes sébacées. Les follicules pileux eux-mêmes pourraient, quoique rarement, être le point de départ initial du néoplasme. Broca regardait comme fréquente l'origine du cancroïde dans les glandes sébacées. Je partage entièrement cette opinion, en me fondant d'abord sur les résultats des recherches histologiques, et d'autre part, sur le siège habituellement occupé par le cancroïde des doigts et des mains, infiniment plus fréquent, comme je le dirai plus loin, à la face dorsale où se trouvent de nombreuses glandes sébacées, tandis qu'à la face palmaire de ces régions, qui en est dépourvue, le cancroïde est d'une extrême rareté.

J'aurai en vue les cancroïdes développés dans la peau, aux orifices des muqueuses et dans la cavité buccale. Je laisserai de côté ceux qui se montrent au col utérin, à la partie inférieure du rectum, dans le larynx. Dans ces régions, le voisinage de l'épithélium cylindrique, susceptible d'entrer lui-même en prolifération, peut conduire au développement de lésions qui s'éloignent du type que j'envisage en ce moment.

Je ne m'occuperai pas de l'anatomie pathologique, aujourd'hui bien connue, du cancroïde. Je me borne à rappeler, que, dans ces tumeurs, les cellules sont non seulement en contact, mais qu'elles adhèrent intimement les unes aux autres, qu'elles sont en quelque sorte engrenées à la faveur des pointes de Schultze. C'est pour ce motif qu'elles ne se présentent pas à l'état d'indépendance, ni de mobilité, comme les cellules du carcinome. Ce détail, déjà mentionné plus haut, doit être retenu, à cause des conséquences qui en découlent au point de vue de la dissémination des tumeurs.

Dès le début, j'ai parlé de cancroïde ou épithéliome pavimenteux, comme si ces deux termes étaient absolument synonymes. Ceci ne serait pas tout à fait exact, si l'on en croit de récentes recherches de Hinsberg Cet auteur a étudié histologiquement la nature des néo-

plasmes cutanés de la face opérés à la clinique chirurgicale de Strasbourg dans la période comprise entre 1894 et 1899. Il y en eut 97 cas :
46 aux lèvres, 14 au niveau du nez, 8 aux paupières, 29 dans les autres
régions de la face. Dans tous ces cas, le diagnostic clinique avait été
celui d'épithéliome ou cancroïde. Or, le microscope fit ranger 13 d'entre
eux dans le groupe des *endothéliomes* Les tumeurs de cette dernière
catégorie siégeaient 9 fois sur la peau du nez et 4 fois sur les paupières. Les néoplasmes de ces deux régions réunies étant représentés
par le chiffre 22 ; il en résulterait que plus de la moitié devrait être
attribuée à l'endothéliome. Du reste, il n'y avait pas de différences cliniques appréciables entre ces deux espèces : l'âge était le même ainsi
que l'évolution ; dans certains cas, il y avait eu récidive ; l'engorgement
ganglionnaire ne s'est pas présenté ; mais celui-ci est également rare
dans les épithéliomes du nez et des paupières.

Il est possible que, parmi mes observations, il se soit trouvé un certain
nombre d'endothéliomes ; mais puisque, en pratique, il est impossible de distinguer l'endothéliome de la peau et l'épithéliome, je ne
vois aucun inconvénient à les laisser ensemble dans le groupe des cancroïdes.

## III.

Lorsqu'en 1860, je fis ma thèse sur le cancroïde en général, mon
expérience personnelle n'était pas grande. Pendant mon internat à
Paris, j'avais pu recueillir 40 observations de cette affection ; et, pour
suppléer à l'insuffisance de ce chiffre, j'avais eu recours à des publica-
tions périodiques diverses : journaux de médecine, comptes rendus de
sociétés savantes. J'y avais pu trouver 210 faits, ce qui, joint à mes
observations personnelles, représentait un ensemble de 250 cas.

Cependant une statistique obtenue de la sorte devait être certainement entachée d'erreur, beaucoup d'observations exceptionnelles
ayant été publiées à cause de leur rareté, ce qui était de nature à
fausser les résultats.

Aujourd'hui, après une longue pratique, je viens faire connaître
l'ensemble des faits observés et opérés par moi-même. Le chiffre s'en
élève à 563 (octobre 1901), nombre respectable comme on le voit, et
qui peut donner des notions assez précises sur certains points de l'his-
toire des cancroïdes.

Les tumeurs que j'ai enlevées ont été étudiées au point de vue histologique avec beaucoup de soin, la plupart par le Professeur Albert
Malherbe, dont on connaît la compétence.

J'ai vu un certain nombre d'autres sujets atteints de la même affection ; mais, jugés inopérables, leurs tumeurs n'ont pu être examinées, et je n'ai pas voulu en tenir compte.

ETIOLOGIE. — Comme il a été dit plus haut, le cancroïde peut prendre son origine dans le corps muqueux de Malpighi, les glandes sudoripares, les glandes sébacées, les follicules pileux ; mais les glandes sébacées me semblent être le plus souvent le point de départ du mal.

La *constitution* du sujet me paraît sans importance, le mal pouvant se montrer dans les conditions les plus opposées, chez les personnes les plus robustes, comme chez les plus délicates. Il n'en est pas de même des *diathèses*. L'*arthritisme*, accusé par Bazin, me semble prédisposer d'une façon manifeste au développement du cancroïde. On sait que Verneuil avait admis une diathèse très voisine de l'arthritisme, mais distincte, présidant au développement de toutes les tumeurs, bénignes ou non, et qu'il appelait diathèse néoplasique. Il n'est pas rare en effet de voir, dans une famille ou sur le même sujet, des tumeurs de nature variée ; mais les néoplasmes sont si fréquents que cette coïncidence n'est pas faite pour nous étonner.

Passons à des conditions étiologiques plus saisissables,

*Hérédité.* — L'étroite parenté qui unit toutes les tumeurs épithéliales me fait envisager l'hérédité dans son acception la plus large : j'y comprends tous les cas où les parents avaient présenté des exemples, soit de carcinome, soit d'épithéliome proprement dit.

Cette question d'hérédité a été résolue d'une façon bien variable. Il ne faut évidemment attacher aucune valeur à l'opinion populaire qui regarde le cancer comme l'une des maladies les plus transmissibles par hérédité ; les chiffres seuls peuvent donner des renseignements précis.

Comme le fait remarquer Delbet, il n'y a que deux statistiques favorables à l'hérédité : celle de Velpeau et celle de Butlin, tandis que dix autres lui sont contraires. De son côté, Snow établit que les antécédents cancéreux sont aussi fréquents chez les gens qui n'ont pas de cancer que chez ceux qui en sont atteints ; cet auteur, « sur 1075 cas « de tumeurs malignes, dont 57 sarcomes, a rencontré 169 fois des « antécédents cancéreux, soit 15,7 p. 100 ; mais, s'adressant à des « gens bien portants, il trouve que 17 à 19 p. 100 d'entre eux pré- « sentent les mêmes antécédents (Delbet)». Cela nous donne un exemple d'hérédité sur 5 ou 6 individus.

Ma statistique, en ce qui concerne le cancroïde, est un peu moins favorable à l'hérédité. En effet, j'ai trouvé des antécédents héréditaires dans 10,75 p. 100 des cas observés : soit 1 cas sur 9 ou 10 individus.

Cette proportion, comme on le voit, paraît encore élevée. Cependant, pour les motifs que je vais donner, elle n'a pas une grande valeur.

Pour juger de l'hérédité en toute connaissance de cause, il convient, en effet, tout d'abord, d'établir d'une façon générale dans quelle mesure le cancer afflige l'humanité.

Si l'on recherche quelle est la mortalité par cancer, on la trouve considérable. Pour Paris, quand on compare la mortalité par cancer à la mortalité générale, on trouve que sur 17,9 décès, il y a un cas de mort par cancer, ce qui nous donne à peu près la proportion de 5,58 p 100. A Nantes, où j'ai fait un relevé pour une période de dix ans (1885 à 1894 inclus), la proportion est presque la même qu'à Paris : un décès par cancer sur 18,4 décès, envisagés d'une façon générale.

Ces chiffres font déjà conclure que, bien souvent, le cancer devra se trouver dans les antécédents d'un sujet quelconque ; mais un raisonnement bien simple pourra faire comprendre l'importance qu'on peut leur attribuer. Quand un individu est interrogé sur les antécédents de sa famille, il fournit des renseignements sur un nombre variable de personnes, mais ce nombre n'est certainement pas inférieur à trois ; son père, sa mère, un frère ou une sœur. Supposer la famille réduite à trois membres, c'est certainement un minimum ; et presque toujours les renseignements s'étendent aux grands-parents, aux oncles et tantes. Mais bornons-nous au chiffre trois dont je viens de parler. Si l'on interroge vingt individus au sujet de leurs antécédents cancéreux, les renseignements porteront sur soixante personnes au moins, sur lesquelles, d'après ma statistique, trois ou quatre sont vouées au cancer. Il y a donc beaucoup de chances pour que trois ou quatre des individus interrogés fournissent des renseignements positifs.

Mais ces chances sont encore bien accrues si l'on prend en considération les éléments de cette statistique. Quels sont les membres de la famille sur lesquels portent ces recherches ? Ce sont des ascendants et des collatéraux, c'est-à-dire des sujets ayant dépassé l'âge de 40 ans. Or, si dans la mortalité générale, le cancer figure une fois au moins sur 18 décès, on peut dire que cette proportion est faussée par la mortalité considérable qui pèse sur l'enfance et la jeunesse, à une époque de la vie où le cancer est fort rare. On doit remarquer que, d'après la table de la mortalité générale en France, donnée par Duvillard, à 45 ans, les deux tiers environ de la population ont déjà disparu, très rarement par cancer. Les tables dues à Deparcieux, elles-mêmes, où la loi de la mortalité est calculée pour les têtes choisies, et qui, par conséquent, sont plus favorables à la survie des individus, démontrent qu'un peu plus de la moitié de la population a déjà succombé avant 45 ans. La statistique due à l'interrogatoire du malade va donc porter sur une population très réduite. Or, comme on se trouve ainsi autorisé à dire que, passé 45 ans, la mort par cancer, au lieu d'être de 1 sur 18 décès, sera de 1 sur 6 peut-être, mais certainement de 1 sur 9 au moins, on s'explique suffisamment pourquoi, dans les antécédents héréditaires, le cancer figure fréquemment ; une seule chose m'étonne, c'est de ne pas le trouver plus souvent.

Comme on le voit, les résultats des statistiques sont peu favorables à l'hérédité du cancer en général et du cancroïde en particulier.

On doit cependant reconnaître que, par exception, certaines familles ont présenté une triste aptitude au cancer et en ont été frappées dans une proportion extraordinaire.

*Siège.* — Le cancroïde est disséminé d'une façon très inégale dans les diverses régions du corps.

Sur mes 563 malades, j'ai trouvé les chiffres suivants :

**Lèvres : 186 cas** (le tiers du chiffre total).

- Inférieure : 176. — Hommes : 165. Femmes : 11. — Côté gauche : 67. Côté droit : 56. Milieu : 47. Tout le bord : 6.
- Supérieure : 8 (22 fois moins qu'à la lèvre inférieure). — Hommes : 4. Femmes : 4. — Côté gauche : 4. Côté droit : 1. Milieu : 3.
- Commissures : 2. — Homme : 1. Femme : 1.

**Paupières : 28.** — Inférieure : 12. Supérieure : 1. Angle interne : 15. — Hommes : 9. Femmes : 19.

**Conjonctive : 1 homme.**

**Nez : 82.** — Hommes : 32. Femmes : 50. — Côté gauche : 17. Côté droit : 22. Milieu : 31. Non indiqué : 12.

**Joues : 90.** — Hommes : 45. Femmes : 45. — Côté gauche : 41. Côté droit : 43. Non indiqué : 6.

**Oreilles : 9.** — Pavillon : 6. — Hommes : 6. Conduit auditif : 3. — Hommes : 2. Femme : 1.

**Front et tempes : 32.** — Hommes : 10. Femmes : 22. — Côté gauche : 9. Côté droit : 15. Milieu : 5. Non indiqué : 3.

**Sourcil : 9.** — Homme : 1. Femmes : 8.

Cuir chevelu : 10. { Hommes : 5. / Femmes : 5.

Région mastoïdienne : 2 hommes.

Menton : 1 Femme.

Langue : 23. { Hommes : 19. / Femmes : 4. } { Côté gauche : 12. / Côté droit : 7. / Milieu : 3. / Non indiqué : 1.

Plancher buccal : 4. { Hommes : 3. / Femme : 1.

Gencives : 3. { Hommes : 2. / Femme : 1.

Face interne des joues et repli gingivo-buccal : 7. { Hommes : 7.

Voile du palais : 2. { Hommes : 2.

Maxillaire inférieur : 3. { Hommes : 3.

Maxillaire supérieur : 4. { Hommes : 3. / Femme : 1.

Cou : 10. { Hommes : 7. / Femmes : 3.

Anus : 4. { Hommes : 2. / Femmes : 2.

Verge : 2.

Vulve : 10.

Vagin : 1.

Membres supérieurs : 30. { Hommes : 22. / Femmes : 8. } { Doigts : 3. } Face dorsale : 3.
Main : 24. { Face dorsale : 23. { Droite : 13. / Gauche : 10. } / Face palmaire : 1 (éminence hypothénar).
Avant-bras : 2.
Bras : 1.

Membres inférieurs : 6. { Hommes : 4. / Femmes : 2. } { Jambes : 3. / Cuisse : 3.

Tronc : 4. { Hommes : 3. / Femme : 1. } { Abdomen : 2. / Thorax : 2.

Sur ce chiffre total de 563 malades, il y avait 11 cas d'épithéliomes multiples ; le principal cancroïde a servi au classement.

Le tableau ci-dessus montre combien l'aptitude à la maladie diffère suivant les diverses régions. Si cette aptitude était prise pour base de classement, on trouverait successivement : les lèvres, les joues, le nez, puis, presque sur le même plan, les paupières, les membres supérieurs, la langue. Cette dernière cependant offre certainement une fréquence plus grande que ne semblent l'indiquer ces chiffres, si l'on tient compte des nombreux cas inopérables ne figurant pas dans ma statistique.

De toutes ces régions, la plus remarquable sans contredit est représentée par les lèvres, puisque celles-ci, à elles seules, ont été atteintes 186 fois, ce qui donne le tiers environ du chiffre total des cancroïdes. Ceci est vrai, sans doute, dans tous les pays, car, dans la petite statistique de Strasbourg précédemment citée, il y avait, sur 97 cancroïdes de la face, 46 tumeurs des lèvres, près de la moitié.

Remarquons aussi la grande prédominance de la maladie à la lèvre inférieure, où l'on trouve 176 cas contre 8 seulement à la supérieure. Nous verrons plus tard qu'il n'est guère facile d'expliquer cette particularité.

La même remarque peut s'appliquer au cancroïde des paupières, beaucoup plus fréquent à la paupière inférieure, où j'en ai rencontré 12, qu'à la supérieure, où je ne l'ai vu qu'une fois. Mais le plus grand nombre, 15, se trouve à l'angle interne des paupières. Cette prédominance dans cette dernière région et à la paupière inférieure tient évidemment à la très grande fréquence des irritations, des inflammations chroniques, en ces deux points.

Rien de très particulier à noter pour les autres régions de la face.

Il est fort remarquable de voir la rareté extrême du cancroïde du tronc ; j'en ai vu 4 seulement sur les 563 malades, soit environ un seul sur 140 cas.

Aux membres supérieurs et inférieurs réunis, j'en ai observé 36 exemples, proportion faible si on la compare au chiffre total. Mais il est bien digne de noter qu'au membre inférieur, il y en a 6 seulement, contre 30 au membre supérieur. Et si l'on décompose ces chiffres, on trouve 27 cas pour la main et les doigts, 2 à l'avant-bras, 1 au bras ; tandis qu'au membre inférieur, il y en a 3 à la jambe, 3 à la cuisse ; aucun au pied. Le pied semble donc jouir, au sujet du cancroïde, d'une remarquable immunité. Je ne voudrais cependant pas généraliser d'une façon trop absolue ; je sais qu'on a cité quelques cas d'épithéliomes du pied ; mais en admettant que ce fussent bien des cancroïdes, et non des sarcomes ou des carcinomes de la peau, dont j'ai vu des exemples, il n'en est pas moins avéré que le cancroïde véritable du pied doit être d'une extrême rareté.

Le parallèle de la main et du pied est, sous ce rapport, assez curieux à faire. Les deux principales espèces de tumeurs malignes, le sarcome et l'épithéliome, sont très inégalement réparties en ces deux régions : au pied, le sarcome, sans être très commun, se rencontre quelquefois ; à la main, le sarcome véritable est fort rare. A la main, le cancroïde se voit assez souvent, car j'en ai recueilli 27 observations personnelles ; tandis qu'au pied, il est d'une insigne rareté, puisque je n'en ai pas vu un seul exemple. Donc on peut dire qu'au pied, les tumeurs malignes sont représentées surtout par le sarcome, quelquefois par le carcinome, et à la main, par le cancroïde.

Cette immunité du pied à l'égard du cancroïde peut-elle être expliquée ? On pourrait croire que le pied est, bien plus que la main, à l'abri des excoriations et des contaminations venues du dehors. Cependant, en ce qui concerne les gens des campagnes, ceci n'est pas exact. Les cultivateurs marchent souvent nu-pieds, ou bien font usage de chaussures dures, susceptibles de les blesser (les sabots par exemple) ; le plus souvent ils n'ont point de bas ; leurs pieds sont donc exposés aux mêmes irritations que la main. Ainsi cette immunité du pied semble, au premier abord, échapper à toute explication.

Cependant un fait me frappe, sur lequel je dois appeler l'attention. L'aptitude d'une région au cancroïde paraît être en rapport assez direct avec sa vitalité ; l'activité cellulaire est certainement plus grande au visage que partout ailleurs, comme le démontre la rapidité des répations dans cette région du corps. Cette vitalité n'est-elle point favorable à la prolifération épithéliale qui constitue le cancroïde ? D'autre part, tout le monde sait combien, dans les traumatismes, la guérison se fait avec une bien plus grande facilité au membre supérieur qu'au membre inférieur. Ces simples remarques donnent peut-être l'explication de la fréquence du cancroïde au visage et au membre supérieur.

A la main, où j'en ai observé 27 exemples (3 aux doigts, 24 à la main), le mal occupait 26 fois la face dorsale, une seule fois la face palmaire. Cette localisation, dont j'ai précédemment parlé, est de nature à faire penser que, presque toujours, le néoplasme doit naître dans les glandes sébacées.

*Sexe.* — Deux points doivent être examinés : l'influence du sexe en général, et l'influence du sexe sur la prédisposition au cancroïde en certaines régions.

Envisagé d'une façon générale, le cancroïde est beaucoup plus commun chez l'homme que chez la femme. Sur mes 563 malades, il y avait 362 hommes et 201 femmes : ce qui donne presque deux cas chez l'homme contre un chez la femme.

Mais cette élévation du chiffre de cancroïdes chez l'homme tient exclusivement à l'extrême prédominance de l'affection à la lèvre inférieure et dans la cavité buccale chez le sexe masculin. En effet, alors qu'on trouve chez l'homme 165 cancroïdes de la lèvre inférieure, j'en note 11 seulement chez la femme ; et, sur 46 cas relatifs à la cavité buccale, 39 se trouvent chez l'homme, 7 chez la femme. Donc, si l'on met à part les 222 cas de ces régions, il nous reste pour toutes les autres réunies 341 observations qui se répartissent ainsi : hommes, 158, femmes, 183. Il y aurait donc même ici une légère prédominance du sexe féminin.

Fait assez curieux : sur neuf cancroïdes du sourcil, il y en avait 8 chez des femmes. Je ne puis cependant tirer aucune conclusion de ce chiffre trop restreint.

Parmi les autres régions où le cancroïde domine chez la femme, nous pouvons citer le nez (50 femmes, 32 hommes), le front et les tempes (22 femmes, 10 hommes).

Par contre, au membre supérieur, on trouve 22 hommes et 8 femmes.

Quand nous nous occuperons des causes locales à invoquer, nous chercherons à nous expliquer cette fréquence du cancroïde à la lèvre inférieure et à la main chez les individus du sexe masculin.

*Age.* — J'ai opéré un enfant de deux ans, qui portait à la joue gauche, au voisinage de la paupière inférieure, une petite tumeur rougeâtre, grosse comme une demi-lentille, non ulcérée, que je pris pour un lupus. Or, il s'agissait, d'après Malherbe, d'un cancroïde. Alb. Malherbe m'a dit, d'autre part, avoir eu l'occasion d'étudier un véritable cancroïde lobulé, provenant d'un enfant de douze ans; et, de son côté, Gangolphe a vu un jeune malade de 14 ans atteint d'un épithéliome labial. Ces faits sont si exceptionnels que, cliniquement, il n'y a pour ainsi dire pas à en tenir compte.

Au-dessous de 20 ans, le cancroïde est, en effet, d'une excessive rareté, et l'on peut dire que de 20 à 30 ans même, il est encore très exceptionnel.

Voici quel était l'âge chez 545 malades pour lesquels j'ai recueilli ce renseignement :

De 21 à 30 ans :     2 cas.
—  31 à 40 ans :   29 cas.
—  41 à 50 ans :   85 cas.
—  51 à 60 ans : 138 cas.
—  61 à 70 ans : 184 cas.
—  71 à 80 ans :   94 cas.
—  81 à 90 ans :   13 cas.
                  ─────
                    545

Envisagés d'une façon absolue, ces chiffres prouvent que les cancroïdes se trouvent beaucoup plus fréquemment de 41 à 80 ans, et en particulier, de 51 à 70. Ils sont surtout communs de 61 à 70 ans, et, au delà de cet âge, ils semblent diminuer de nombre.

Mais cette diminution n'est qu'apparente.

Pour avoir des notions précises sur l'aptitude au cancroïde aux diverses périodes de la vie, il faut avoir égard au chiffre exact de la population aux différents âges. Or, les tables qui établissent la loi de la mortalité générale en France nous montrent une diminution très rapide de la population, dont il faut naturellement tenir compte.

Comme la maladie se montre surtout après 40 ans, nous pouvons prendre comme terme de comparaison chacune des périodes décennales à partir de cet âge, en comparant le chiffre des cancroïdes observés au chiffre vrai de la population. En procédant de la sorte, on trouve que si le nombre des cancroïdes observés de 41 à 50 ans est représenté par 1, il sera :

De 51 à 60 ans représenté par  2,26.
 — 61 à 70       —   ·      4,42.
 — 71 à 80       —       5,15.
 — 81 à 90       —       4,30.

On le voit, déjà plus que doublée de 51 à 60 ans, l'aptitude à la maladie augmente considérablement de 61 à 70 et de 71 à 80 ans. Une diminution légère semble se manifester à un âge très avancé, après 80 ans.

*Alimentation.* — On ne sait rien de l'influence que l'alimentation peut avoir sur le développement du cancroïde. Les vétérinaires, et en particulier Leblanc, admettent que les carnivores sont plus exposés aux épithéliomes. Verneuil et Roux accusaient l'usage de la viande de porc. Mais, d'autre part, Fiessinger n'a pu relever aucun fait favorable à cette opinion. Arnaudet a incriminé certaines eaux et surtout le cidre.

Tout cela me semble hypothétique. Je ferai remarquer que le cancroïde est très commun dans les campagnes, où la viande n'entre guère dans l'alimentation, et on le trouve tout autant dans des régions où la viande de porc elle-même n'est pas beaucoup en usage.

Je suis cependant disposé à croire que l'abus de certains aliments qui exercent une action manifeste sur les épithéliums, comme les épices, les fromages fermentés, les produits de la mer, peut avoir quelque influence sur le développement de la maladie.

*Causes locales.* — Tous les chirurgiens à peu près sont d'accord pour reconnaître que des irritations locales, passagères ou continues, sont susceptibles de provoquer le cancroïde. Mais elles n'agissent pas

toutes avec la même activité. Ce sont surtout les blessures d'une certaine étendue, dont la cicatrisation donne lieu à un tissu fibreux, inodu-
laire, exposé à des excoriations fréquentes, qui sont le plus souvent
suivies du développement d'un cancroïde. D'autre part, les irritations
répétées sur une région saine sont assez fréquemment la cause de la
dégénérescence épithéliale. On connaît le fait raconté par Lassus :
« un homme dont la profession consistait à engraisser de la volaille,
en soufflant tous les jours du grain dans le bec de ces animaux, fut
attaqué d'un ulcère rebelle à la lèvre inférieure qui, dans cet exercice,
était continuellement mordue au même endroit (1) ».

Le cancroïde du prépuce se montre habituellement chez des sujets
atteints de phimosis. W. Hey, le premier chirurgien qui, je crois, ait
parlé de cette coïncidence remarquable, rapporte que sur 12 cancers
de la verge opérés par lui, neuf fois il y avait phimosis congénital ou
accidentel. Dans ces 9 cas, 5 fois la maladie était bornée au prépuce,
4 fois le gland y prenait part dans une plus ou moins grande étendue,
mais consécutivement. Le Professeur Roux, qui donnait une grande
valeur à cette circonstance étiologique, pensait que le phimosis agit à
la fois par la pression, l'oubli des soins de propreté, les érythèmes,
écoulements, ulcérations, végétations et concrétions calculeuses.

Pour ma part, j'ai vu 54 malades chez qui le traumatisme n'était
pas douteux ; voici les causes qui avaient donné naissance à la
maladie :

| | |
|---|---:|
| Cicatrices de brûlures | 7 |
| — de tuberculose | 1 |
| — de plaies contuses (obus, écrasement) | 2 |
| Coups de corne | 6 |
| Coups de branches d'arbre | 9 |
| Piqûres d'épines | 5 |
| Coups d'ongle | 2 |
| Blessures de rasoir | 2 |
| Cicatrice d'ostéomyélite | 1 |
| Leucoplasie de la bouche, de la verge | 5 |
| Verrues dégénérées | 7 |
| Kystes sébacés | 5 |
| Vieux ulcères | 2 |

Comme on le voit, au nombre de ces conditions étiologiques, je
fais figurer les verrues. A peine ai-je besoin de dire qu'il s'agissait
bien de verrues vulgaires, de papillomes, et non de cette forme initiale

_______

(1) *Pathol. chir.*, T. I, p 457, Paris, 1809.

du cancroïde, la forme papillaire, que l'on rencontre de temps en temps.

Les verrues ordinaires, quand elles occupent le dos de la main, le visage, sont exposées à de fréquentes excoriations pouvant amener la transformation, la dégénérescence épithéliale. Les kystes sébacés en offrent aussi quelques exemples, bien explicables par les froissements auxquels ces tumeurs sont fréquemment soumises.

On peut remarquer que les cicatrices de brûlures fournissent une assez notable proportion de cancroïdes. Il n'y a pas lieu de s'en étonner. A une brûlure profonde et d'une certaine étendue succède toujours une cicatrice dure, rétractile, très sujette aux excoriations, susceptible d'être envahie par l'épithéliome.

Parmi les causes d'irritation locale auxquelles on a fait jouer un rôle important, on doit citer l'usage du *tabac*, qu'on a accusé de provoquer le développement du cancroïde à la *lèvre inférieure* et dans la *cavité buccale*. En ces deux régions, la maladie est bien plus commune chez l'homme que chez la femme, puisque, pour la lèvre inférieure, j'en relève 165 cas chez l'homme et 11 seulement chez la femme ; et, pour la cavité buccale (langue, plancher de la bouche, face interne des joues, etc.), je trouve 39 hommes contre 7 femmes.

Or, quelques chirurgiens, impressionnés par la prédominance du sexe masculin en ce qui concerne ces régions, ont fait le raisonnement que voici : le cancroïde de la bouche se montre beaucoup plus souvent chez les hommes, parce qu'eux seuls ont l'habitude de fumer ; il atteint en particulier la lèvre inférieure, parce que cette partie est bien plus exposée à l'irritation ; il se développe surtout quand on se sert de pipes à tuyau très court, ce qu'on s'explique par la chaleur communiquée à la bouche et par l'aspiration plus facile de liquides âcres, qui viennent irriter la lèvre ; enfin, le cancroïde de la lèvre débute par le côté vers lequel le malade tient habituellement sa pipe.

Ces idées ont été si complètement adoptées par quelques chirurgiens, que le Professeur Roux, par exemple, répétait que la cause unique des affections cancéreuses de la lèvre tenait à l'habitude de fumer. Le cancroïde des lèvres et de la bouche était, selon l'expression de Roux, le *cancer des fumeurs.*

Sans être aussi absolu, Bouisson s'était fait le défenseur de la même doctrine ; et, dans un mémoire sur ce sujet, publié dans la *Gazette médicale de Paris*, il avait rapporté 68 observations où tous les sujets fumaient. Ces derniers faits paraissent avoir une grande valeur, mais ils ne suffisent pas pour entraîner la conviction. Remarquons en passant que la question mérite d'être étudiée sans idée préconçue, car il s'agit d'un point de doctrine qui touche de près à la pathogénie du cancroïde.

On prétend que le cancroïde de la bouche est beaucoup plus commun chez les hommes, parce qu'eux seuls ont l'habitude de fumer. Bouisson paraissait même croire que le tabac ne tarderait pas à faire de nouvelles victimes parmi les enfants si son usage se répandait chez eux ; il y a là une grande exagération, car on pourrait alors se demander pourquoi le phimosis congénital ne donne lieu au cancroïde qu'à un âge avancé.

Tous les malades de Bouisson faisaient usage du tabac ; mais, au mémoire du professeur de Montpellier, on peut opposer les faits de Fleury, Professeur de Clinique chirurgicale à l'Ecole de Clermont (1). Ce chirurgien affirmait avoir opéré un grand nombre de cancers des lèvres chez des campagnards habitant des contrées où le tabac était à peu près inconnu.

Je partage entièrement cette dernière opinion. Sur 121 hommss atteints de cancroïde de la lèvre inférieure, au sujet desquels j'ai obtenu des renseignements précis, 53 seulement fumaient, 68 n'avaient jamais fait usage du tabac ; et, parmi les fumeurs, beaucoup tenaient leur pipe ou leur cigarette du côté opposé au mal.

Et les femmes qui fument sont-elles atteintes de cancer de la lèvre, comme l'avait fait pressentir Bouisson ? J'avais obtenu pour ma thèse un curieux renseignement du D\u02b3 Lemarchand, qui exerçait la médecine depuis trente ans dans une localité du Finistère où presque toutes les femmes fument le *brûle-gueule* : Lemarchand avait vu une centaine de cancroïdes de la lèvre inférieure chez les hommes ; jamais il n'en avait observé chez les vieilles femmes, qui pourtant allaient toutes mourir à l'hôpital.

Les 11 femmes que j'ai opérées de cancroïde de la lèvre inférieure n'avaient jamais fait usage du tabac.

Il faut donc admettre que l'homme est tout spécialement prédisposé au cancroïde de la lèvre inférieure, sans qu'on puisse en donner une explication absolument plausible.

Est-ce à dire pour cela que le tabac n'ait aucune action nocive? Je n'émettrai pas cette assertion ; mais la pipe ne joue qu'un rôle vulgaire : elle peut entretenir une irritation locale complexe soit par l'échauffement d'un tuyau trop court, soit par les angles aigus de l'extrémité du tuyau, soit par la pénétration sur les lèvres et dans la bouche du suc même du tabac. Or, il est impossible de ne pas croire à l'efficacité de ces irritations continues.

En ce qui concerne la *cavité buccale*, l'action du tabac paraît beaucoup plus manifeste : pour le cancroïde de la langue, 14 malades fu-

______
(1) *Gaz. méd. de Paris*, 1859, p. 546.

maient, 5 ne fumaient pas; pour les autres parties de la cavité buccale (face interne des joues, voile du palais, plancher de la bouche), sur 14 malades, 13 faisaient usage du tabac. Morestin est arrivé à des résultats analogues : il a eu 12 malades atteints de cancer de la face interne de la joue (11 hommes, 1 femme). Sur les 11 hommes, 10 fumaient, l'autre chiquait. Tous avaient des dents déplorables et quelques-uns étaient atteints de leucoplasie. La leucoplasie buccale se rencontre, en effet, assez souvent pour être considérée comme une condition favorable au développement de l'épithéliome.

*Contagion*. — Au point de vue doctrinal, la contagion du cancroïde est une question des plus importantes, puisqu'elle pourrait, dans une certaine mesure, jeter du jour sur l'étiologie de cette lésion.

Quelques chirurgiens, entre autres Guermonprez, Cortyl, Bergmann, Gueillot (de Reims), croient à la contagion. Or, malgré ce qu'ils disent avoir observé, il m'est impossible de l'admettre. *Je n'ai pas vu un seul fait* qui soit de nature à l'établir, ni même à la faire soupçonner.

Et d'abord, je n'ai jamais vu un malade paraissant avoir été contaminé par un autre malade. Je n'ai même pas vu un sujet, porteur d'un cancroïde, chez lequel cette affection ait paru, par contagion, se reproduire sur un autre point du corps.

Je dois reconnaître, il est vrai que, parmi les malades porteurs de cancroïde au dos de la main, trois avaient en même temps des cancroïdes d'autres régions (joue, région parotidienne, lèvre inférieure) ; deux autres en avaient au dos des deux mains. On pourrait arguer de cette coïncidence que la contagion n'y a pas été étrangère ; que le malade portant la main à une région de la face ou à l'autre main, y a transporté son mal. Ces faits ne sont nullement démonstratifs. J'y vois de simples coïncidences, car la multiplicité de l'épithéliome pavimenteux n'est pas rare.

Si la contagion était possible, elle devrait se manifestér en des régions où les contacts sont bien autrement immédiats et continus, à la lèvre par exemple, où la maladie est si commune. Bergmann dit bien avoir vu une greffe sur la lèvre supérieure, dans le point en contact avec un épithéliome ulcéré de la lèvre inférieure. Mais ce fait unique n'a pas une grande valeur. Sur 176 cas de cancroïdes de la lèvre inférieure que j'ai observés, je n'ai *jamais* vu le mal se transmettre à la lèvre supérieure. Dans les rares circonstances où celle-ci était prise, ce n'était pas par un foyer distinct, mais par suite d'un envahissement continu, le mal de la lèvre inférieure ayant gagné la commissure et ensuite la partie la plus voisine de la lèvre supérieure.

De même, dans mes huit cas de cancroïde de la lèvre supérieure, jamais le mal ne s'est communiqué à la lèvre inférieure.

Gueillot (de Reims) dit avoir réuni 23 exemples de cancer de la verge contractés par contagion, les malades ayant eu des rapports sexuels avec des femmes atteintes de cancer de l'utérus. Ce chiffre important me semble extraordinaire ; mais je ne puis fournir sur ce sujet aucune statistique personnelle. Dans la région où j'exerce, le cancer de la verge paraît fort rare. Je me rappelle en avoir vu six cas seulement. Deux ont été opérés et figurent sur mes tableaux ; les autres étaient inopérables. Ces six malades n'avaient eu aucune espèce de relations avec des femmes atteintes de cancer utérin. Et cependant le cancer de l'utérus est extrêmement commun dans l'Ouest.

Tout récemment, le P$^r$ Bossi, de Gênes, qui s'est livré à une enquête consciencieuse sur ce sujet, a conclu à la non contagiosité du cancer (1).

Du reste, Demarquay, ayant réuni 134 cas de cancer de la verge, n'a signalé qu'une fois un cancer de l'utérus chez la femme du malade.

Je me trouve donc conduit, par ce que j'ai vu, à nier absolument la contagion du cancroïde.

Ceci me conduit naturellement à nier aussi la nature microbienne du cancer (carcinome ou cancroïde). Quand une maladie est due à un microbe, elle est contagieuse et transmissible ; les inoculations sont possibles d'une espèce animale à une autre, pourvu que celle-ci soit apte au développement de la maladie. Voit-on cela pour le cancer ? Les expériences si bien conduites par Cazin démontrent que le cancer d'une espèce animale ne peut pas être greffé sur un animal d'une autre espèce. Même d'un individu à un autre individu de même espèce, la transmission est absolument exceptionnelle : elle ne réussit pas plus d'une fois sur 40 ou 50 expériences ; si parfois le tissu cancéreux, greffé sur le sujet même qui porte un cancer, est susceptible de se développer, cela tient à une réceptivité particulière, personnelle, et nous venons de voir que cette greffe doit être d'une insigne rareté.

Toutes les tentatives faites jusqu'à ce jour pour découvrir un microbe spécifique dans le cancer sont demeurées sans résultat. Gussenbauer (de Vienne), partisan de la théorie parasitaire du cancer, est cependant forcé de reconnaître que le vrai parasite de cette affection n'est pas encore découvert; et la plupart des cliniciens, en particulier Petersen (de Heidelberg), Nösske (de Leipzig), Israël (de Berlin), Benda (de Berlin), ne croient pas à l'existence de ce parasite.

---

(1) *Dimostrazione ginecologica della non contagiosita del cancro e sue applicazioni* ; Estratto degli *Annali di Ostetricia e Ginecologia*, n° 2, Febbraio 1902.

Pour ma part, je crois depuis longtemps que le cancer est dû à un trouble trophique dont la cause intime nous échappe ; les nombreux noyaux secondaires qui se développent dans le système lymphatique et dans les organes les plus variés, sont le résultat de véritables petites embolies : ce sont des foyers métastatiques causés par les cellules mêmes de la tumeur, lesquelles transportent au loin leurs qualités infectieuses et leurs propriétés de prolifération, jouant ainsi le même rôle que les microbes des maladies virulentes.

*Habitation* ; *profession*. — De tout temps, on a cru remarquer que les habitants des campagnes sont atteints de cancroïde dans une proportion beaucoup plus grande que les habitants des villes. C'était aussi mon impression personnelle ; mais je suis venu à en douter, en consultant les chiffres sans parti pris.

D'abord il faut remarquer que, dans la plupart des départements, la population des campagnes l'emporte de beaucoup sur celle du chef-lieu. En ce qui concerne la Loire-Inférieure, un recensement qui date de quelques années indique pour Nantes 127.500 habitants, alors que la population du reste du département s'élève au chiffre de 515.500. Donc, la population de la ville étant représentée par 1, celle de la campagne le sera par le chiffre 4. Et nous devons faire observer que les malades de la campagne ne nous échappent guère, car ils viennent volontiers se faire opérer à l'hôpital.

Or, si je recherche l'habitation des 521 malades sur lesquels je suis suffisamment renseigné, je trouve que 112 appartenaient à la ville, 409 à la campagne. Nous avons là des chiffres presque proportionnels à ceux que nous fournissent les populations urbaine et rurale. Il semble donc que le cancroïde est, à peu de chose près, aussi commun à la ville qu'à la campagne. D'où vient donc l'impression toute différente éprouvée par nous ? Evidemment de ce que l'une des formes les plus graves, le cancroïde de la lèvre inférieure, est incomparablement plus commun à la campagne. A la ville, je n'en ai certainement pas vu plus de huit ou dix.

Nous devons cependant apporter un correctif à ce qui vient d'être dit : il faut remarquer que, parmi les malades de la ville, atteints d'épithéliomes, beaucoup habitaient en réalité les quartiers excentriques et particulièrement la banlieue.

Quand on envisage la profession exercée par les individus atteints, on obtient les résultats ci-dessous :

| | | | | |
|---|---|---|---|---|
| Habitants des campagnes, cultivateurs, jardiniers... | 198 | Habitants de la ville, ouvriers, domestiques, ménagères ................. | 57 |
| Journaliers, domestiques, ménagères ................. | 101 | Professions diverses (commerçants, etc.) ........... | 22 |
| Marins, pêcheurs........... | 20 | Propriétaires et professions libérales................. | 33 |
| Divers (Commerçants, marchands de vin, bouchers, menuisiers, forgerons....) | 52 | | |
| Propriétaires et Professions libérales................. | 38 | | |
| | **409** | | **112** |

Il ressort de ces chiffres que les classes élevées et les professions libérales fournissent un contingent relativement faible à la maladie.

Les cultivateurs, au contraire, les jardiniers, sont frappés dans une forte proportion et c'est généralement chez eux que se voient les formes les plus graves. Cela tient, sans doute, à la nature de leurs occupations. On a de tout temps remarqué que les personnes qui négligent les soins de propreté sont plus souvent atteintes de cancroïdes ; or, les cultivateurs, dont les régions découvertes sont exposées à des excoriations fréquentes, à des contaminations incessantes provenant de la terre, du fumier, doivent en ressentir d'autant plus les inconvénients qu'ils se préoccupent fort peu de s'en mettre à l'abri et d'en effacer les traces par des lavages suffisants.

Je n'ai jamais vu de ces maisons à cancer, dont on a beaucoup parlé, et je n'ai jamais non plus constaté la fâcheuse influence que peut avoir le voisinage de certains cours d'eau. Que l'on trouve assez souvent des cancéreux dans les maisons qui avoisinent les cours d'eau, je le crois sans peine, les habitations étant multipliées de préférence au voisinage de l'eau, pour des motifs faciles à comprendre.

### Marche de la Maladie.

Je n'ai rien à dire des symptômes bien connus du cancroïde. On sait combien la marche de cette affection est variable. A la langue et dans la cavité buccale, ordinairement le cancroïde fait des progrès rapides et peut devenir promptement inopérable. A la lèvre inférieure, la maladie suit une marche bien prompte encore ; cependant quelques cas peuvent progresser avec lenteur. Ceux du nez, des joues, du front et des tempes, ont presque toujours une marche très lente ; il n'est pas rare d'en rencontrer qui, après 10 ou 15 ans, ont encore un volume assez réduit ; mais, par exception, on en trouve, même dans ces régions, qui ont rapidement envahi les couches profondes, au point d'atteindre et de détruire les os sous-jacents.

Chez certains malades, le cancroïde peut suivre une marche réellement aiguë. J'ai vu un homme de 45 ans, atteint d'un épithéliome lobulé de la face interne de la joue droite avec un ganglion sous-maxillaire, que j'opérai largement le 25 novembre 1890. Nouvelle opération le 15 mars 1892, pour des ganglions multiples sous-maxillaires à droite. Le 6 juin 1892, troisième opération, dans laquelle j'extirpe plusieurs ganglions, non seulement dans la région sous-maxillaire droite, mais au-dessous de la symphyse du maxillaire inférieur, et même dans la région sous-maxillaire gauche, à grande distance de la ligne médiane. Enfin, le 14 août 1892, quatrième opération, qui reste incomplète, des *ganglions* volumineux et profonds, adhérant d'une manière intime à la jugulaire interne et aux carotides externe et interne. Le malade meurt d'hémorrhagie au mois d'octobre suivant. Ainsi, en moins de deux ans, cet épithéliome lobulé a accompli son évolution.

De pareils faits sont exceptionnels ; et, quand on les rencontre, on ne trouve ni dans la structure du néoplasme, ni dans la constitution du malade, rien qui puisse expliquer cette évolution foudroyante.

Dans sa marche, le cancroïde ne respecte aucun tissu : il peut les envahir tous, sans distinction de nature. Cependant, de tous les tissus, celui qui semble le plus favorable à son extension est le tissu conjonctif. Ainsi, c'est à la faveur des traînées celluleuses que se font ces prolongements qui irradient au loin dans les couches profondes ; et lorsque ces expansions sont peu prononcées, elles ne se révèlent par rien d'appréciable à l'extérieur. Est il donc absolument impossible de les prévoir ? La clinique et l'anatomie des régions permettent seules de résoudre cette question.

Ainsi que je l'ai dit dans ma thèse, j'ai surtout dirigé mon attention sur le cancroïde de la lèvre inférieure, que sa fréquence et sa marche rapide rendent favorable à l'observation. Depuis longtemps on a remarqué que ce cancroïde a beaucoup de tendance à s'étendre en largeur, mais je ne crois pas qu'on en ait donné l'explication. Né à la surface du derme, quelquefois sur la ligne médiane, plus souvent sur l'un des côtés, le cancroïde de la lèvre inférieure marche avec lenteur tant qu'il n'a pas dépassé l'épaisseur de la peau. Quand il a franchi le tégument, il semble acquérir une activité nouvelle, gagne rapidement la commissure, et éprouve un moment d'arrêt. Jusque-là l'altération est assez superficielle, mais elle ne tardera pas à s'emparer des couches profondes, et l'on ne peut méconnaître la prédilection qu'elle a pour deux points spéciaux. En effet, à une époque plus éloignée du début, on trouve deux prolongements indurés : l'un s'étend horizontalement, dans la joue, l'autre est vertical et occupe l'épaisseur même de la lèvre, un peu en dehors de la ligne médiane. Depuis longtemps j'ai été frappé de la fréquence de cette disposition ; j'ai cru pouvoir la rattacher à la composition anatomique de la région et la formuler ainsi : *Le cancroïde tend à marcher dans la direction des fibres musculaires, parce qu'il trouve dans le tissu cellulaire lâche, interposé entre ces fibres, un terrain favorable à sa propagation.*

Voici ce qui s'est passé. Quand elle a franchi les limites du derme, l'altération rencontre l'orbiculaire des lèvres ; elle y trouve des fibres musculaires unies entre elles par un tissu cellulaire qui se laisse facilement envahir, tandis qu'à son bord inférieur, l'orbiculaire est circonscrit par un tissu plus dense ; c'est pour cela qu'on voit le cancroïde s'étendre de préférence le long du bord libre de la lèvre et vers la commissure. Arrivé là, il trouve l'entrecroisement des deux moitiés de l'orbiculaire qui lui oppose une résistance, assez faible il est vrai, mais ordinairement appréciable ; cet obstacle est bientôt franchi, et la lésion s'étend horizontalement dans l'épaisseur de la joue, en suivant encore le tissu conjonctif lâche qui unit les fibres du muscle buccinateur, en même temps qu'une autre petite traînée, continuant la direction de l'orbiculaire, remonte parfois vers la lèvre supérieure.

Pendant que ce travail s'effectue, un phénomène semblable se produit dans l'épaisseur même de la lèvre. Le tissu dense qui circonscrivait en bas l'orbiculaire s'est laissé dissocier par les éléments morbides ; il a été franchi, et le mal se propage dans une direction presque verticale, en suivant les fibres du muscle carré et celles de la houppe du menton. En marchant dans cette voie, le cancroïde rencontre le faisceau des vaisseaux et nerf mentonniers, qui, à la faveur de son tissu cellulaire, le conduit jusque dans le canal dentaire, où il fait de nouveaux progrès.

Voilà ce que j'ai vu, assez souvent pour croire qu'il ne s'agit pas d'une disposition fortuite ; mais je ne prétends pas qu'on doive rencontrer constamment les deux prolongements signalés plus haut. Si, à une époque avancée, ils coexistent presque toujours, il n'en est plus de même dans d'autres conditions : leur développement est jusqu'à un certain point subordonné au siège primitif de la lésion, et, par exemple, quand le cancroïde débute à la partie moyenne de la lèvre, il peut s'étendre dans son épaisseur avant d'avoir atteint la commissure.

L'examen anatomique vient confirmer les résultats fournis par l'observation des malades, et l'on trouve les faisceaux musculaires écartés par des traînées épithéliales blanches ou jaunâtres, qu'on peut suivre au loin, et qui parfois se sont creusé çà et là de petites cavités remplies d'éléments épithéliaux. Alors que l'œil ne saisit plus d'altération appréciable, le microscope découvre des lésions moins profondes, qui continuent de suivre le même trajet.

Ces lésions du tissu cellulaire offrent une importance pratique qu'on ne peut nier ; l'opérateur doit les connaître ; et s'il est vrai que le cancroïde reparaît parce qu'il a été incomplètement enlevé, peut-être sera-t-il possible de diminuer les chances de récidive, en ayant égard à la direction dans laquelle se fait l'extension du mal. Aussi la connaissance des faits que je viens de signaler doit rendre très attèntif quand on examine un malade atteint de cancroïde de la lèvre inférieure. Il faut tenir compte des moindres indurations qui peuvent se trouver vers la commissure ou dans l'épaisseur même de la lèvre ; si ces indurations existent, comme leur marche est bien déterminée, il faut faire dans la direction connue une perte de substance beaucoup plus grande que de tout autre côté.

La même remarque s'applique au prolongement qui pénètre dans le canal dentaire, en suivant le trajet du cordon vasculo-nerveux, et qui s'étend beaucoup plus loin qu'on ne pourrait le supposer de prime abord.

Ce que je viens de dire de la lèvre inférieure, où la maladie est fréquente et les lésions anatomiques faciles à constater, peut s'appliquer à beaucoup d'autres régions.

Infection ganglionnaire. — Rien de plus variable que l'envahissement des glandes lymphatiques, suivant la région observée. Tandis que certains cancroïdes du nez, des joues, du front, peuvent exister pendant 30 ans et plus sans aucun retentissement ganglionnaire, il en est d'autres où cette altération est à peu près fatale et précoce, par exemple à la lèvre inférieure et surtout à la langue, à la face interne des joues, au plancher de la bouche.

Depuis longtemps, on a dit avec beaucoup de raison que les ganglions voisins d'un cancroïde peuvent s'engorger de deux façons différentes : 1° par le seul fait de l'existence d'un ulcère sur le trajet des lymphatiques afférents, et c'est alors un gonflement purement inflammatoire, vulgaire ; 2° d'autres fois c'est un engorgement spécifique, de même nature que la lésion qui lui a donné naissance. Cette double éventualité n'est pas spéciale au cancroïde, mais je crois que, dans cette affection, la première espèce de ces engorgements doit être rare. Vainement on a dit qu'une main exercée pouvait les différencier ; dans les observations dont j'ai pris connaissance, lorsqu'on a respecté des ganglions indurés, dans l'espoir qu'il s'agissait d'un engorgement simplement inflammatoire, toutes les fois que le malade a pu être suivi, on a constaté une prompte récidive dans ces mêmes ganglions. Aussi, lorsqu'on a sous les yeux un cancroïde accompagné d'induration ganglionnaire, on doit s'en défier, et, si l'on juge à propos d'entreprendre une opération, il est prudent de se comporter absolument comme s'il y avait une véritable infection du système lymphatique.

Le mécanisme par lequel s'effectue l'engorgement spécifique des glandes lymphatiques est très simple : les cellules épithéliales du cancroïde, perforant les parois des vaisseaux lymphatiques, pénètrent dans la cavité de ces vaisseaux et sont entraînées par le courant de lymphe jusque dans les ganglions les plus voisins. Ce transport de petits corps solides dans le système lymphatique n'est pas purement hypothétique : Follin l'avait démontré depuis longtemps pour la matière du tatouage. Ainsi donc il n'est pas besoin, pour expliquer l'infection ganglionnaire, d'admettre l'existence de petits organismes beaucoup plus ténus, de microbes ; les éléments épithéliaux eux-mêmes sont transportés et, dans cette pérégrination, ils jouent le même rôle que les microbes dans les maladies infectieuses. Parvenues dans les ganglions, les cellules épithéliales s'y greffent, se multiplient, et constituent ainsi un nouveau foyer morbide. On conçoit, par cette action en quelque sorte directe, comment l'infection survient dans les ganglions qui sont rigoureusement en rapport avec la région primitivement atteinte, et pourquoi l'altération se montre tout d'abord sur le ganglion le plus voisin, d'où elle peut irradier plus tard vers ceux qui occupent le second et le troisième rang.

Voyons maintenant dans quelle proportion l'engorgement ganglionnaire s'est manifesté.

Sur l'ensemble de mes 563 malades, il y en a 47 pour lesquels l'état des ganglions n'est pas mentionné. Mais ces malades ne devaient avoir aucun indice d'infection ganglionnaire ; car si chez eux j'avais trouvé la moindre trace d'engorgement, je l'aurais certainement noté.

Or, envisagée d'une façon générale, on peut dire que l'infection des glandes lymphatiques existe dans la proportion de 25, 7 0/0 environ. Il est bien probable que si le cancroïde était absolument et indéfiniment abandonné à lui-même, il arriverait à causer l'engorgement ganglionnaire dans une proportion beaucoup plus grande, bien que très tardivement dans certaines régions.

Il existe, en effet, de grandes différences au point de vue de l'aptitude à l'engorgement ganglionnaire entre les diverses régions occupées par la maladie, et la proportion globale de 25,7 0/0 ne nous fournit pas à ce sujet de renseignements précis. En étudiant par région l'infection ganglionnaire due au cancroïde, voici les résultats auxquels je suis arrivé :

| RÉGION. | Nombre des cas. | Engorgement ganglionnaire. | Pas d'engorgement ganglionnaire. | Douteux. |
|---|---|---|---|---|
| Lèvre inférieure...................... | 176 | 91 | 85 | |
| Lèvre supérieure ................... | 8 | 1 | 7 | |
| Langue et cavité buccale............. | 36 | 23 | 11 | 2 |
| Joues............................... | 90 | 4 | 85 | 1 |
| Nez.......... .................... | 82 | 3 | 79 | |
| Paupières ........................... | 28 | 2 | 26 | |
| Front ............................... | 32 | 2 | 30 | |
| Main ............................... | 23 | 9 | 13 | 1 |
| Totaux..... | 475 | 135 | 336 | 4 |

Pour les régions moins importantes, l'infection ganglionnaire existait : au cou, 3 fois sur 10 ; au cuir chevelu, 2 fois sur 8 ; à la vulve, 2 fois sur 10 ; au sourcil, 1 fois sur 7 ; au pavillon de l'oreille, 2 fois sur 6.

La clinique pouvait nous faire prévoir un peu ces résultats. Tous les chirurgiens savent combien l'épithéliome de la cavité buccale, qu'il occupe la langue, le plancher de la bouche, la face interne des joues, présente de gravité. La marche en est rapide et les résultats opératoires sont loin d'être brillants. Or, nous voyons que, dans les deux tiers des cas, il existait une infection ganglionnaire au moment où le malade est venu se soumettre au chirurgien. De plus, deux fois je mentionne un engorgement douteux : cela veut dire que des ganglions étaient augmentés de volume, mais que leur altération épithéliale n'a pas été démontrée. Nous sommes donc ici en présence d'une infection précoce, très fréquente ; et je ferai remarquer que ma statistique porte uniquement sur des malades opérés, par conséquent sur une série relativement favorable ; car je n'y ai pas fait entrer un assez grand nombre de malades qui étaient dans des conditions telles que toute opération devait être rejetée.

En seconde ligne, se présentent les lèvres, mais particulièrement la lèvre inférieure, où l'on trouve les ganglions infectés dans plus de la moitié des cas. Ces ganglions se trouvent : tantôt au voisinage de la glande sous-maxillaire ; d'autres fois au-dessous de la symphyse, très près de la ligne médiane. Ces derniers, dans beaucoup de cas, pourraient échapper à un examen superficiel, car souvent ils ne sont guère plus développés qu'un gros grain de plomb. Pour les trouver, il faut pencher légèrement la tête du malade en avant, afin de relâcher les muscles de la région sus-hyoïdienne et, avec le bout de l'index, explorer avec soin la région. On sent alors, dans certains cas, un, deux, trois ganglions, très petits, mais très durs, très près de la ligne médiane, parfois fort rapprochés de la face postérieure du maxillaire, au niveau de la symphyse. Malgré leur petit volume, ils ont tendance à adhérer au périoste, et l'examen histologique démontre leur dégénérescence.

Aussitôt après le cancroïde de la lèvre inférieure se présente l'épithéliome de la face dorsale des mains, où l'on trouve l'infection ganglionnaire dans près de la moitié des cas. Il est vrai que la plupart des malades de cette catégorie viennent nous trouver à une époque très avancée de leur mal, l'épithéliome des mains ne causant pas, à beaucoup près, autant de gêne que celui de la cavité buccale et de la lèvre.

La plupart des autres régions se tiennent très loin des précédentes. Les joues, le nez, le front, se présentent sous ce rapport dans des proportions identiques, puisqu'on y trouve l'infection ganglionnaire dans moins d'un vingtième des cas. Et, le plus souvent, lorsque cette complication existait, il s'agissait d'épithéliomes remontant à un grand nombre d'années et ayant pris un développement considérable ; une malade qui en était atteinte portait depuis 20 ans sa tumeur devenue énorme. Dans toutes ces régions, nous pouvons donc proclamer la bénignité relative de la maladie.

INFECTION GÉNÉRALE. — Mon expérience personnelle au sujet de l'infection générale dans le cancroïde est, je dois le dire, absolument nulle. En effet, dans les 563 cas que j'ai observés, je n'ai jamais vu l'infection se produire à distance, soit dans les viscères, soit dans le squelette. Presque au début de cet article j'ai cité, il est vrai, des observations empruntées à Brault, à Bard, à Babinski, d'après lesquelles des noyaux secondaires auraient été vus dans le foie, les poumons, les plèvres, la rate, les os ; mais quelle signification peuvent avoir ces faits isolés et rares si on les compare aux milliers d'observations contraires ? Cela seul suffirait pour établir une distinction nette entre le cancroïde et le carcinome, alors même que les différences anatomiques qui les séparent ne seraient pas aussi marquées.

L'envahissement ganglionnaire, nous l'avons dit tout à l'heure, reconnaît pour cause la pénétration de cellules épithéliales dans les vaisseaux lymphatiques et leur transport dans les ganglions les plus proches.

L'infection générale ou viscérale est due à un mécanisme analogue, avec cette différence que la pénétration s'opère dans les vaisseaux de la circulation générale. Comme Paul Broca l'avait fort bien décrit dans son Traité des Tumeurs, les veines envahies par le néoplasme ont leurs parois détruites peu à peu, défoncées, et le tissu morbide vient faire saillie dans la cavité du vaisseau, se mettant ainsi en contact direct avec le sang. On conçoit dès lors comment des éléments cellulaires, empruntés à ce tissu, peuvent être introduits dans le torrent circulatoire et transportés dans les différents organes, où ils se greffent, se multiplient et constituent des noyaux secondaires disséminés. Ce sont de véritables petites embolies, des métastases ; d'où le nom de noyaux métastatiques donné à ces formations à distance.

Mais pourquoi les métastases, si fréquentes dans le cas de carcinome, sont-elles si rares dans le cancroïde ?

Au début de cet article, j'ai fait remarquer que les cellules du carcinome, sans cohésion entre elles, libres en quelque sorte dans un liquide, peuvent avec la plus grande facilité être entraînées par le sang au moment même de la perforation veineuse et lancées dans les différents organes.

Pour le cancroïde, il n'en est plus de même : les cellules épithéliales adhèrent fortement ensemble, engrenées à la faveur des pointes de Schultze ; pour ce motif, quand le tissu du cancroïde a défoncé une veine, bien qu'il se mette en contact avec le sang, il ne lui cède point ses éléments cellulaires, et bientôt la fibrine du sang, se déposant à la surface du néoplasme, l'isole de la circulation générale avant que celle-ci ait été contaminée par les cellules épithéliales. Ainsi, la cohésion du tissu du cancroïde laisse à l'organisme le temps de se défendre.

Comment, dans les voies lymphatiques, cette défense est-elle presque toujours inefficace ? La composition de la lymphe nous en donne l'explication. Si le sang possède une fibrine très coagulable et rétractile, dense, la lymphe, au contraire, renferme une fibrine plus lente à se coaguler, peu rétractile, et quelquefois même elle en est dépourvue. Le tissu morbide qui pénètre dans un vaisseau lymphatique peut donc y rester plus longtemps, et même absolument libre ; il a tout le temps de s'y désagréger et de fournir des cellules qui, mêlées à la lymphe, suivent son cours et sont transportées dans les glandes lymphatiques.

Voilà, je crois, les motifs pour lesquels, dans le cancroïde, l'infection lymphatique est fréquente et l'infection générale très rare. **La discordance de ces deux faits ne pourrait guère s'expliquer autrement.**

DIAGNOSTIC. — Je ne m'étendrai pas longuement sur cette question du diagnostic des cancroïdes, me bornant à signaler quelques-uns des faits dont j'ai été témoin.

Dans ses formes habituelles, le cancroïde n'est pas difficile à reconnaître : à sa période initiale, une squame plus ou moins épaisse, qui se détache de temps à autre pour se renouveler, reposant sur une surface papillaire fréquemment excoriée de bonne heure, siégeant dans une de ces régions où le cancroïde est habituel, comme les joues, le nez, le front, les lèvres, tout cela est bien de nature à mettre sur la voie.

Les petites plaques d'épiderme, épaisses et grisâtres, que l'on voit si souvent sur le visage des personnes âgées et que l'on désigne vulgairement sous le nom de « crasses des vieillards », se confondent si bien par leurs caractères avec le cancroïde au début, que la distinction n'est guère facile ; et comme fréquemment elles en prennent plus tard la marche envahissante et destructive, on peut se demander si elles ne sont pas en réalité une première phase de la maladie, longtemps fort bénigne, pouvant conserver la même apparence pendant de nombreuses années. Pour ma part, je crois que ce sont de vrais épithéliomes au début.

La *tuberculose verruqueuse* ne peut guère être prise pour un cancroïde. Il s'agit d'une plaque large de quelques millimètres à un ou deux centimètres, dont la surface est hérissée de saillies d'apparence verruqueuse. Mais ces saillies sont séparées par des sillons, des fissures à fond purulent, tandis que le cancroïde ne fournit pas de pus véritable, mais un suintement séreux ou séro-sanguin.

Le *lupus* peut offrir de véritables difficultés. Au cours de cet article, j'ai mentionné le cas d'un enfant de deux ans, qui portait à la joue une toute petite tumeur rougeâtre, non ulcérée, offrant l'aspect du lupus et que je pris pour une lésion de cette nature. Cependant Malherbe découvrit à ce tissu la structure de l'épithéliome.

En général, les caractères différentiels sont assez nets : les tubercules du lupus sont souvent multiples ; leur sommet est terne et comme exfolié, leur surface lisse ; ils se rencontrent presque toujours chez de jeunes sujets. Le noyau du cancroïde est à peu près constamment unique, dur, se rencontre chez des personnes âgées ; sa surface est presque toujours inégale, rugueuse, couverte d'une croûte sèche et souvent nacrée.

Le lupus ulcéré peut avoir parfois l'apparence du cancroïde. Un cas plus embarrassant encore est celui où un cancroïde véritable est venu se greffer sur un lupus. J'ai opéré une femme de 43 ans, dont tout le visage était envahi par un lupus offrant de nombreux tubercules séparés par des zones cicatricielles. La surface du nez tout entière était le siège d'un cancroïde végétant, né sans doute sur la cicatrice résultant de la guérison de zones lupiques. Dans la plupart des cas de cette nature, autour de la lésion suspecte, on pourra trouver des noyaux lupiques bien reconnaissables, mettant sur la voie du diagnostic; et si un épithéliome végétant s'est ajouté à la lésion première en date, les bourgeonnements épithéliaux le feront reconnaître.

A la langue, l'*ulcération tuberculeuse* a été quelquefois prise pour un cancroïde. Cependant on peut presque toujours reconnaître la lésion tuberculeuse à un certain nombre de caractères : le peu d'induration des bords, la surface grisâtre, non bourgeonnante, peu disposée à saigner.

Le diagnostic différentiel de l'*ulcère calleux* et du cancroïde n'offre ordinairement aucune difficulté. Cependant, il y a certains cas embarrassants, et il faut d'autant plus en tenir compte que le cancroïde peut naître sur un vieil ulcère.

Dans l'épithéliome ulcéré, on voit des bourgeons gris ou rougeâtres, saignants, friables quand on les saisit avec une pince. La cassure en est grenue et très saignante. S'il y a doute, sous l'influence du repos absolu et de pansements antiseptiques chauds, l'ulcère calleux se modifie favorablement en peu de jours, tandis que l'épithéliome conserve à peu près la même apparence. C'est ce que j'ai fait dans un cas qui me semblait suspect. Une malade de 50 ans avait au creux poplité une large cicatrice de brûlure remontant à la jeunesse. Sous l'influence de causes indéterminées, depuis plusieurs mois, le tissu cicatriciel était devenu le siège d'une ulcération de nature douteuse ; or, le repos et des pansements humides permirent en peu de jours de se prononcer en faveur d'un simple ulcère calleux.

De toutes les lésions qui ont pu en imposer pour le cancroïde, c'est le *chancre induré* qui certainement a été l'occasion du plus grand nombre d'erreurs, surtout quand son siège insolite éloigne tout d'abord l'idée d'un pareil accident.

J'ai cité dans ma thèse deux exemples de chancres indurés de la lèvre inférieure pris pour des cancroïdes. L'un d'eux, qui n'existait que depuis un mois environ et s'était développé chez un jeune homme de 22 à 23 ans, avait été opéré par un éminent chirurgien. Des accidents secondaires, survenus ultérieurement, conduisirent trois mois après le malade dans le service de Ricord, où j'eus l'occasion de l'observer. Dans l'autre cas, il s'agissait d'un homme de 55 à 60 ans, que je vis à la consultation de l'hôpital St-Antoine, et qui avait été opéré dans les mêmes conditions.

Dans quatre circonstances, j'ai vu des malades, considérés comme atteints de cancroïdes et condamnés à l'opération, chez lesquels pourtant le chancre induré était facile à reconnaître, non seulement à cause des caractères de l'ulcération, mais aussi par l'existence d'accidents secondaires. Deux fois le chancre siégeait au menton ; dans un autre cas, à la lèvre supérieure ; dans le quatrième enfin, à la lèvre inférieure.

A la verge, les mêmes difficultés peuvent se présenter ; aussi l'on comprend pourquoi Ricord insistait beaucoup sur le diagnostic différentiel : « Si la maladie existe depuis plus d'un an et qu'il n'y ait pas eu d'accidents secondaires syphilitiques, on peut dire que ce n'est pas un chancre induré, mais un cancer. Toutefois, quand vous aurez à décider entre une maladie de la verge, qui va nécessiter le couteau, et une autre maladie que vous pourrez guérir avec des pilules, il faut tenter un traitement méthodique et convenable, et ce n'est qu'après cela qu'il faut faire l'opération (1) ».

Alfred Fournier s'est appliqué avec beaucoup de soin à établir le diagnostic différentiel du cancroïde et du chancre de la lèvre. Cet auteur fait remarquer que souvent le chancre de la lèvre est représenté par une simple érosion dont la base est indurée ; le contour de cette érosion est régulier, arrondi ou ovalaire, signe excellent sur lequel insiste A. Fournier. Souvent l'exulcération est couverte d'une croûte sèche, plate ; la teinte est vermeille ou d'un rouge sombre. Enfin, il y a engorgement ganglionnaire *précoce*, qu'on ne voit pas dans le cancroïde. Il faut aussi, dans une certaine mesure, tenir compte de l'âge du malade, le cancroïde étant fort rare chez les sujets jeunes.

Dans la forme térébrante du chancre, la lésion est arrondie, le fond uni et lisse, il n'y a pas de bords saillants. Dans le cancroïde, les bords sont saillants, irréguliers, durs ; la surface de l'ulcère est inégale, papillaire, saignante, et les ganglions ne sont pris qu'à une époque déjà avancée.

Malgré tout, il est des cas exceptionnels où le diagnostic différentiel est très difficile. Il suffit alors d'instituer un traitement qui sert de pierre de touche et, en peu de temps, le chirurgien peut être fixé. Je n'ai vu qu'un seul malade, offrant une lésion à caractères douteux et chez lequel j'ai différé l'opération pendant trois semaines ; il s'agissait d'un cancroïde.

Les ulcérations qui appartiennent à la période tertiaire de la syphilis et sont la conséquence de la suppuration des gommes et des inflammations spécifiques du système osseux, seront généralement distinguées par leur marche, le peu d'induration de leurs bords, les accidents

_______

(1) *Gaz. des Hôp.*, 1841, p. 335.

HEURTAUX.

syphilitiques concomitants ou antérieurs, et par l'action curative de l'iodure de potassium.

Pronostic. — Le cancroïde est une affection sérieuse ; mais la gravité de son pronostic est subordonnée à certaines conditions qu'il faut examiner. La variété anatomique du tissu, le siège occupé par la lésion, ont, sous ce rapport, beaucoup d'importance.

L'épithéliome tubulé paraît moins funeste que le lobulé ; c'est lui, presque toujours, qui constitue les petits cancroïdes des joues et du nez, dont la marche est d'une extrême lenteur et qui ne forment pas des tumeurs volumineuses et envahissantes.

Mais telle n'est pas la cause unique des différences observées. Par exemple, l'épithéliome lobulé se rencontre dans les diverses régions de la face et il ne manifeste pas partout la même malignité. Il semble que dans les régions où se produisent des mouvements répétés et d'une certaine étendue, le cancroïde tend à se propager plus rapidement en largeur et en profondeur. Ainsi, de tout temps on a remarqué combien la maladie est plus grave aux lèvres et surtout à la langue et dans toute la cavité buccale. Pour la *langue* en particulier, le pronostic est si fâcheux que des chirurgiens ont pu, à une certaine époque, soutenir qu'il n'existait pas dans la science un cas de guérison bien avérée de cancer de cet organe, et que si certains malades étaient restés guéris, c'est qu'ils n'étaient pas atteints d'épithéliomes, mais d'ulcérations d'autre nature, en particulier de lésions tuberculeuses.

Cependant des chirurgiens autorisés ont cité des exemples de guérison durable, dans des cas où l'on ne pouvait douter de la nature épithéliale du tissu.

Pour ma part, voici quel est le résultat de ma pratique dans des cas où la tumeur linguale, étudiée avec soin, a été reconnue de nature épithéliale, sans qu'aucun doute puisse s'élever à ce sujet.

Sur 23 malades, trois sont morts d'accidents septicémiques, peu de jours après l'opération. Deux n'ont pu être retrouvés.

Restent 18 malades, sur lesquels cinq ont été revus guéris à une époque plus ou moins éloignée de l'opération :

1 resté guéri pendant 17 ans ; mort d'occlusion intestinale de cause indéterminée (probablement un cancer) ; 1 est resté guéri 3 ans ; il est mort d'une attaque d'apoplexie ; 1 resté guéri 12 ans, est mort également d'apoplexie ; 1 opéré depuis 11 ans, vit toujours sans aucune trace de récidive ; 1 enfin, opéré depuis 15 mois, est jusqu'à présent sans récidive. Parmi les 13 autres sujets, il y en avait quatre dans un état si grave qu'on aurait pu d'emblée les considérer comme inopérables.

Une fois la récidive n'est survenue qu'un an après l'opération ; mais chez la plupart, elle s'est manifestée peu de mois après : tantôt dans les ganglions seulement (6 cas), tantôt à la fois dans le moignon lingual et dans les glandes lymphatiques du cou (7 cas).

Cette petite statistique est de nature à encourager le chirurgien. Sans doute la proportion des guérisons définitives n'est pas très élevée ; mais il faut remarquer qu'il s'agit d'une maladie à marche fatale, qui conduit à la mort au milieu de souffrances terribles et met le patient dans une situation qui en fait un objet de dégoût pour lui-même et pour les personnes qui l'entourent. Si les malades, plus soucieux de leur santé, avaient recours à l'opération à une époque rapprochée du début, nul doute que les résultats satisfaisants seraient beaucoup plus nombreux.

Pour la *lèvre inférieure* également, on a considéré la maladie comme très grave et ne donnant pas beaucoup de guérisons définitives. Tel n'est pas mon avis. Dans cette région, il faut grandement tenir compte de l'étendue du mal. Quand le cancroïde est petit ou de moyen développement (j'en ai opéré 138 dans ces conditions favorables), la guérison est habituelle ; il n'y a pas plus d'une récidive sur quinze ou vingt cas. Même lorsqu'il existe des ganglions, pourvu que ceux-ci soient de petit volume, le pronostic est encore peu sérieux et l'opération, sans gravité, donne une forte proportion de guérisons définitives·

Si, au contraire, le cancroïde de cette région est très étendu, s'il occupe les trois quarts, les cinq sixièmes, la totalité de la lèvre inférieure, il est accompagné d'engorgement ganglionnaire et quelquefois adhère au corps du maxillaire. Il nécessite alors une opération grave, et l'on peut craindre un retour de la maladie.

Cependant, même dans des conditions aussi mauvaises, on peut obtenir une forte proportion de guérisons définitives. Dans un mémoire que j'ai publié il y a quelques années (1), j'ai rapporté 25 cas de cette nature qui m'ont donné 4 morts et 21 guérisons opératoires. Or, sur les 21 sujets de cette catégorie, 19 ont pu être retrouvés : ils ont fourni *dix* guérisons et *neuf* morts de récidive. Parmi ces derniers, un malade n'a eu un retour de cancroïde que près de vingt ans après son opération, en sorte qu'on pourrait admettre pour lui, avec toute apparence de raison, plutôt le développement d'un nouveau foyer qu'une récidive véritable.

Depuis la publication de mon mémoire, j'ai opéré 13 autres malades dans des conditions aussi graves. Un opéré a succombé ; parmi les 12 autres, 11 ont été retrouvés : 6 sans récidive, 5 avec récidive.

Or, en additionnant les deux groupes, on arrive aux résultats que voici :

(1) Heurtaux. *Procédé de restauration de la lèvre inférieure dans les Epithéliomes très étendus. — Arch. Provinciales de Chirurgie*, t. II, p. 747, Paris, 1893.

Nombre des opérés, 38 ;

Morts des suites de l'opération, 5 = 13, 15 0/0 (certainement aujour-d'hui la mortalité serait moindre, car il n'y a qu'un seul décès sur les 23 derniers malades) ;

Non retrouvés, 3 ;

Il reste donc 30 malades, sur lesquels : 16 n'ont pas eu de récidive ; 14 ont présenté des récidives, mais pour l'un de ces derniers, la récidive n'est survenue que 20 ans après.

Les 14 malades qui ont eu des récidives étaient, au moment de l'opération, dans un état fort grave, non seulement à cause de l'extrême développement du mal qui, chez quelques-uns, s'éten-dait dans l'épaisseur des joues jusqu'au voisinage du masséter, mais aussi parce qu'il existait de nombreuses glandes, et, chez quel-ques-uns, une adhérence au maxillaire inférieur. La récidive s'est faite : tantôt à la fois sur place et dans les glandes lymphatiques, tantôt dans ces dernières seulement.

Sur les 16 malades sans récidive :

3 fois les glandes n'étaient pas envahies ;

9 fois il y avait des glandes dégénérées, au nombre de 2 jusqu'à 6, et ces malades sont guéris depuis un temps qui varie de 2 à 8 ans ;

4 fois il y avait non seulement des glandes engorgées, mais adhérence au maxillaire inférieur, dont la table externe a été largement enlevée au ciseau et au maillet. Or, ces derniers malades restent guéris depuis 2 ans, 4 ans, 8 ans, 24 ans.

Comme on le voit, l'extrême étendue de la lésion épithéliale à la lèvre inférieure n'est plus un obstacle à l'intervention, et le procédé que j'ai conseillé, tout en rendant possible l'opération dans des cas qui jadis auraient été considérés comme au-dessus de toute ressource, permet non seulement d'enlever largement tout le mal, mais aussi de le réparer d'une façon inespérée avec un résultat esthétique très satis-faisant. J'ai reçu du Dr Alain Piton, médecin de 1re classe de la Ma-rine, ancien professeur à l'Ecole de Médecine navale de Brest, l'obser-vation d'un malade chez lequel un épithéliome occupant toute la lèvre inférieure a été opéré par lui avec succès par ce procédé. Trois photo-graphies qu'il m'a communiquées montrent la perfection du résultat, et la guérison se maintenait depuis 26 mois, sans aucune apparence de récidive.

En opposition avec ces cancroïdes très graves de la cavité buccale et de la lèvre inférieure, on peut citer ceux du *nez*, des *joues*, du *front*, qui, presque tous, lorsqu'ils sont opérés largement et de bonne heure, restent absolument guéris. Il faut excepter de ce jugement favo-rable certains cas où, par exception, la lésion a suivi une marche rapide, ou bien ceux qui, négligés pendant de nombreuses années, ont pris un développement considérable. Quelques malades cependant, il faut le reconnaître, ont une singulière aptitude à voir le mal se produire en plusieurs points, à la fois ou successivement, sans que ces lésions soient en continuité les unes avec les autres, J'ai vu des sujets offrant ainsi jusqu'à 12 ou 15 de ces petits foyers isolés.

Entre les joues et la langue, régions qui occupent les limites extrêmes au point de vue du pronostic du cancroïde, on peut placer les paupières, les mains, la verge, la vulve.

Par cet exposé sommaire, on voit combien le pronostic de cette affection est inégal, puisque, dans certains cas, la guérison est à peu près assurée, tandis que, dans quelques autres, une opération grave ne peut donner que la moitié, un quart même de guérisons durables.

Il est évident que, d'une façon générale, la gravité est en rapport avec l'étendue de l'ulcère ; mais cela n'a rien d'absolu, et il importe beaucoup plus de déterminer s'il y a engorgement des ganglions lymphatiques et, dans l'affirmative, si ces ganglions sont bien mobiles ou si, au contraire, ils adhèrent à des organes importants. Les chances de guérison varient beaucoup aussi suivant que le mal siège dans des régions périlleuses ou dans des tissus où l'on ne craint pas de faire une perte de substance considérable.

TRAITEMENT. — Le temps n'est plus où les très petits cancroïdes étaient considérés comme des *noli tangere*. Cette opinion surannée vient de ce que, parfois, malades et médecins voulaient modifier et guérir le mal à son début à l'aide d'applications irritantes, incapables de le détruire et n'ayant d'autre résultat que de donner un coup de fouet à la maladie et d'en précipiter la marche. Aujourd'hui tout le monde est d'accord pour reconnaître qu'il faut détruire le mal, *tout* le mal, d'un seul coup. Mais si le principe est universellement admis, il y a quelques divergences au sujet de la méthode à employer.

Il y a des médecins qui parlent encore de modificateurs, de caustiques.

Parmi les premiers, celui qui a joui de la plus grande célébrité est le chlorate de potasse, appliqué parfois à l'état de poudre à la surface du cancroïde, plus souvent à l'état de solution saturée. J'ai souvent employé ce moyen et je dois reconnaître que, par exception, chez quelques malades, il a paru donner de bons résultats. Malgré cela je l'abandonne, car c'est un moyen des plus infidèles et d'une lenteur désespérante.

La plupart des caustiques ont une action peu sûre : les acides chromique, azotique, etc., n'attaquent pas avec régularité les tissus malades.

Les pâtes et poudres à base d'arsenic représentent des caustiques énergiques, dont l'action est assez régulière. Leur réputation séculaire s'est conservée dans les campagnes, où certains guérisseurs les emploient journellement. Elles sont cependant passibles de certaines objections. On a voulu leur attribuer une sorte d'action élective sur le tissu du cancroïde : ceci est bien exagéré. Si l'on a affaire à une lésion de surface, peu profonde, la pâte arsenicale peut détruire une épaisseur suffisante du tissu, cela est vrai ; mais si le néoplasme offre une certaine épaisseur, pénètre profondément, le caustique n'en détruit que les couches superficielles, et ce qui reste de la tumeur, irrité en quelque sorte par l'agent caustique, précipite sa marche, et la situation du malade en est aggravée. J'ai eu, ainsi, plusieurs fois à opérer des sujets qui avaient subi ces applications et en avaient éprouvé des effets désastreux. Mais ce n'est pas tout ; le caustique arsenical est extrêmement douloureux et, pendant plusieurs jours, le malade est en proie à de bien vives souffrances. Pour tous ces motifs, je considère qu'on doit le rejeter.

Toutefois, dernièrement, des médecins y sont revenus, sous une forme différente ; on a fait des solutions d'acide arsénieux dans un mélange d'eau et d'alcool éthylique ; pour atténuer la douleur causée par le caustique, on y a même ajouté de l'orthoforme ; et le liquide a été étendu, à l'aide d'un pinceau, sur la surface malade.

Malgré ces ingénieuses combinaisons, je ne m'arrête pas à ces formules, car ma conviction est que les caustiques ne doivent pas être admis dans le traitement du cancroïde.

Le principal motif de cette exclusion est celui-ci : nous avons en main un moyen sûr, à l'aide duquel nous pouvons exactement mesurer l'étendue de notre intervention. L'instrument tranchant, en effet, peut s'appliquer à toutes les régions ; avec lui, l'opération est rapide ; quelle que soit la profondeur des parties malades, il en atteint d'emblée les limites ; quand on reconnaît que ces limites n'ont pas été suffisamment dépassées, on peut, séance tenante, compléter l'opération. Le chirurgien donne à la plaie la forme qui lui convient, peut en réunir les bords par première intention, ou, s'il y a lieu, faire immédiatement une autoplastie. Ajoutons que l'opération est exempte de douleurs, le malade étant soumis à l'anesthésie générale ou locale.

La cautérisation se signale par des conditions tout autres : c'est une opération plus ou moins longue, très douloureuse ; malgré ce qu'on a dit de la précision avec laquelle certains caustiques détruisent exactement les tissus qu'on se propose d'atteindre, on ne sait pas au juste dans quelle étendue les parties molles seront mortifiées ; quelques régions ne se prêtent pas à l'emploi de cette méthode ; une cautérisation même énergique a souvent beaucoup aggravé le mal, parce qu'elle ne l'a pas détruit du premier coup, dans toute son épaisseur. Enfin, la cautérisation laisse à sa suite une large perte de substance dont les bords ne peuvent être réunis par première intention et qu'on ne peut immédiatement combler avec un lambeau autoplastique.

Je considère donc que le bistouri seul doit être l'agent de destruction du cancroïde.

Ce principe une fois établi, on peut se demander comment on doit se comporter vis-à-vis de ces crasses des vieillards, pour lesquelles nous sommes souvent consultés. Il s'agit bien souvent, en pareil cas, de véritables petits cancroïdes tout à fait au début de leur évolution ; mais ici la lésion est très peu étendue, très superficielle, n'affectant que le corps papillaire du derme. Or, s'il est évident qu'il faut les détruire, l'ablation au bistouri est cependant un moyen un peu excessif, et voici un procédé bien simple auquel j'ai recours et qui les fait parfaitement disparaître : tendant la peau à l'aide de deux doigts appliqués des deux côtés de la plaque, je fais avec une très petite curette bien tranchante un grattage solide qui enlève facilement le tissu malade, car il est fragile ; puis, le léger écoulement sanguin étant étanché et arrêté par compression à l'aide de petites boulettes d'ouate hydrophile, j'applique avec une allumette en papier une goutte de chlorure de zinc sirupeux sur la surface cruentée et je le laisse sécher sur place. Une seconde goutte, mise aussitôt après, est parfois nécessaire. Cette application détermine la formation d'une escarre grisâtre, qui brunit par la suite et se détache d'elle-même dans une période de 15 à 20 jours en moyenne. La conséquence de cette cautérisation est une cicatrice blanchâtre, souple et de bonne qualité. Maintes fois j'ai eu recours à cette petite opération, qui peut se faire dans le cabinet et n'entrave en rien les occupations du malade.

Mais, cette réserve faite, il faut, je le répète, se servir toujours du bistouri et s'efforcer d'obtenir du malade qu'il se soumette le plus tôt possible à l'opération. En effet, opérer *de bonne heure et très largement*, voilà les deux conditions les plus favorables pour obtenir une guérison définitive. Il faut d'abord explorer avec le plus grand soin les environs de la tumeur, pour reconnaître les parties qui commencent à s'altérer ; et, alors même qu'on a déterminé ces limites apparentes, on doit bien au delà porter la destruction.

Pour apprécier l'étendue de la tumeur, on doit successivement examiner les couches superficielles et profondes. Du côté de la peau, il faut tenir compte des moindres saillies, de la rougeur qui avoisine le cancroïde ; mais il faut surtout prendre en considération les caractères de l'épiderme, parce qu'ils donnent une idée assez exacte de l'altération cutanée. Des écailles larges ou furfuracées, un épaississement de la couche épidermique, annoncent que la peau sous-jacente est malade. En d'autres points, l'épiderme n'est pas épaissi ; mais, si on le lacère avec la pointe d'une aiguille et qu'avec une pince on saisisse l'un des bords de la déchirure, on peut en décoller facilement une lamelle, ce qui permet d'affirmer que le derme sous-jacent est déjà altéré.

Par le toucher, on doit s'enquérir des moindres prolongements qui, sous forme d'éperons, s'avancent dans l'épaisseur des tissus et révèlent la marche de la lésion. En se fondant sur les connaissances anatomiques, on ne tardera pas à reconnaître que ces irradiations suivent de préférence les espaces celluleux ; la lésion ne se manifeste sous forme de tumeur qu'à une époque éloignée de son début, et l'on doit croire que l'altération se continue bien au-delà des tissus indurés, dans la direction des traînées celluleuses, ce que démontrent les recherches anatomo-pathologiques et le siège occupé par la plupart des récidives.

Il faut donc subordonner le procédé opératoire à l'étendue présumée de la lésion. Trop souvent, par exemple, à la lèvre inférieure, pour enlever un lambeau en forme de V et réunir d'un côté à l'autre les bords de la plaie par la suture, on a été conduit à respecter quelques parties suspectes, qui sont bientôt le point de départ d'une récidive.

Dès que l'ablation du cancroïde a été faite, il faut examiner la pièce, la couper en divers sens, en étudier les bords, pour voir si l'instrument a suffisamment dépassé les limites du mal. Si, vers l'un des points profonds ou périphériques, quelques doutes subsistent, il faut de suite, dans la zone suspecte, exciser une nouvelle couche de tissu.

Les moindres ganglions reconnus doivent être enlevés, non par énucléation, mais par une dissection que l'on devra conduire dans les tissus voisins, et non au contact même de la coque ganglionnaire.

Enfin, quand la tumeur adhère au périoste, comme on le voit assez souvent au maxillaire inférieur, il faut bien se garder de ruginer l'os ; mais, après avoir coupé le périoste au-delà des limites des adhérences, enlever avec le ciseau, la gouge et le maillet, toute la portion d'os voisine du mal, qui est ainsi enlevée en même temps que le périoste correspondant. Comme je l'ai dit plus haut, quelques opérations faites dans ces conditions, en apparence défavorables, m'ont cependant donné des guérisons qui se sont maintenues pendant de nombreuses années.

Les récidives elles-mêmes sont justiciables d'interventions comme la tumeur primitive, et souvent il est arrivé que des malades sont restés définitivement guéris après une seconde, une troisième opération.

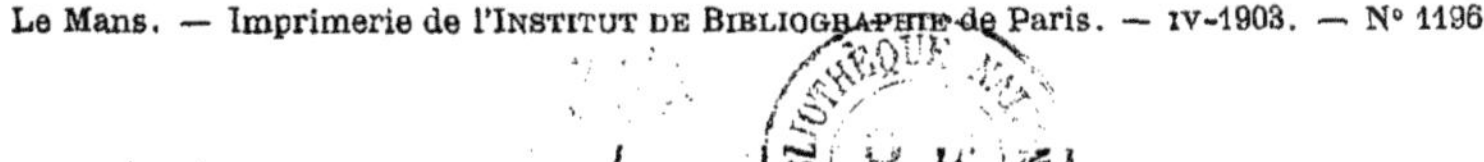

Le Mans. — Imprimerie de l'INSTITUT DE BIBLIOGRAPHIE de Paris. — IV-1903. — N° 1196